Philip Aka

Níveis urinários de fitoestrogénios e de antigénio específico da próstata em homens americanos

Philip Aka

Níveis urinários de fitoestrogénios e de antigénio específico da próstata em homens americanos

ScienciaScripts

Cover image: www.ingimage.com

This book is a translation from the original published under ISBN 978-3-659-85362-3.

Publisher:
Sciencia Scripts
is a trademark of
Dodo Books Indian Ocean Ltd. and OmniScriptum S.R.L publishing group

120 High Road, East Finchley, London, N2 9ED, United Kingdom
Str. Armeneasca 28/1, office 1, Chisinau MD-2012, Republic of Moldova, Europe
Managing Directors: Ieva Konstantinova, Victoria Ursu
info@omniscriptum.com

Printed at: see last page
ISBN: 978-620-8-37747-2

ÍNDICE DE CONTEÚDOS

Resumo

Objetivo primário: Determinar se existe uma associação ou correlação entre os níveis de fitoestrogénios em homens com 40 anos ou mais e os seus níveis de PSA.

Objetivo secundário: Confirmar os resultados de estudos anteriores que sugerem uma associação positiva entre os fitoestrogénios e os níveis de PSA nos homens.

Conceção e métodos de investigação: A amostra analisada está disponível no conjunto de dados do National Health and Nutrition Examination Survey (NHANES) de 2009-2010 e inclui 676 indivíduos do sexo masculino com 40 anos ou mais, depois de excluídos os que não tinham dados sobre fitoestrogénios. A concentração sérica de PSA foi considerada a variável dependente e os níveis de fitoestrogénios urinários foram considerados variáveis independentes. Foram analisados seis fitoestrogénios. Estes incluíram a daidzeína, o equol, a genisteína, o enterodiol, a enterolactona e a O-desmetilangolensina (O-DMA). Os possíveis factores de confusão incluíam a raça/etnia, o estatuto de fumador, a idade, o nível de escolaridade, o rácio de rendimentos da pobreza (PIR), o HDL, o LDL, o colesterol total e os triglicéridos. Estas variáveis foram consideradas factores de confusão porque cada uma delas foi correlacionada e/ou associada a um maior risco de cancro da próstata e pode possivelmente estar associada aos níveis de fitoestrogénios.

Resultados: Não foram encontradas associações estatisticamente significativas entre os níveis de fitoestrogénios e o PSA.

Conclusões: Numa pequena amostra da população masculina adulta dos EUA com 40 anos ou mais, parece que os níveis de fitoestrogénios não estão associados aos níveis de PSA.

AGRADECIMENTOS

Agradeço a Deus por garantir o meu sucesso e a minha sobrevivência nestes últimos dois anos, aos meus pais pelo apoio financeiro, pelos conselhos e pelo amor que me deram sempre que necessário, à Evesha por estar sempre presente, independentemente da situação, à Rell por se manter fiel, à Sherida Holmes por dar constantemente conselhos e apoio dentro da escola, ao Dr. Goodman e ao Dr. Paul Weiss por toda a compreensão e ajuda que me deram, indo para além do papel de simples professor, à Jena Black por ser muito compreensiva e coerente durante todo o meu tempo em Emory e à Free por me apoiar quando necessário em Atlanta. Agradeço também ao Dr. Kerem Shuval pelos conhecimentos estatísticos que me forneceu, pois também foi além dos requisitos gerais para garantir o meu êxito e a conclusão deste projeto.

Introdução

Vários estudos sugeriram uma associação inversa entre a concentração de fitoestrogénios e os níveis de antigénio específico da próstata (PSA) em homens com 40 anos ou mais. Ou seja, quanto maior for a concentração de fitoestrogénios no soro e, por extensão, na urina, menor será o nível de PSA. Devido à forte correlação entre níveis elevados de PSA e risco elevado de cancro da próstata, os níveis de PSA podem ser vistos como um indicador do risco de cancro.

A relação entre a estimulação androgénica e a gravidade do cancro da próstata está bem documentada. Este facto foi demonstrado pela primeira vez através dos estudos de referência de Huggins e Hodges em 1939. Estes demonstraram a regressão do cancro da próstata através da retirada da estimulação androgénica. Outros trabalhos demonstraram que o tratamento com estrogénios de homens com cancro da próstata metastático provoca a regressão da doença ao reduzir a estimulação androgénica. Os fitoestrogénios podem imitar o comportamento dos estrogénios e reduzir a estimulação androgénica.

A observação clínica de Huggins e Hodges demonstrou pela primeira vez que o cancro da próstata é uma doença regulada por hormonas e que a manipulação hormonal pode tratar a doença. A carcinogénese é um processo que se prolonga no tempo e é promovido pela estimulação androgénica. Existem dados laboratoriais, epidemiológicos e clínicos que sugerem que a estimulação androgénica prolongada da próstata pode causar cancro da próstata. Vários estudos em animais de laboratório administraram um iniciador seguido de terapia androgénica, resultando no desenvolvimento de cancro da próstata numa parte dos animais de laboratório.[1,2] Vários estudos de caso-controlo e de coorte sugerem que os homens com níveis séricos de testosterona mais elevados ao longo do tempo correm um maior risco de diagnóstico de cancro da próstata. Dois grandes ensaios clínicos prospectivos, aleatórios e controlados por placebo demonstraram que a redução da estimulação androgénica da próstata diminui a tendência das células da próstata para se tornarem cancerosas.[3]

A hipótese deste trabalho é que níveis elevados de fitoestrogénios no soro podem estar correlacionados com uma menor estimulação androgénica e níveis mais baixos de PSA. Níveis mais elevados de fitoestrogénios e uma menor estimulação androgénica da próstata podem, por sua vez, traduzir-se num menor risco de cancro da próstata.

O nível de PSA demonstrou ser um indicador aproximado do risco de cancro da próstata. Vários estudos epidemiológicos anteriores sugerem que aqueles que têm níveis mais elevados de fitoestrogénios podem ter um risco menor de cancro da próstata.[4,5] A avaliação direta do risco de cancro da próstata está fora do âmbito deste estudo. Um resultado positivo merecerá uma avaliação mais aprofundada e poderá levar a uma recomendação para que os homens aumentem a ingestão de fitoestrogénios na alimentação para reduzir o risco de cancro da próstata.

Nos EUA, o cancro da próstata é o cancro visceral mais frequentemente diagnosticado e a 2nd principal causa de morte por cancro nos homens americanos.[6] De facto, o cancro da próstata só é ultrapassado pelo cancro da pele como o cancro mais frequentemente diagnosticado nos homens americanos.[7] O cancro da próstata representa aproximadamente 14,4% de todos os cancros viscerais diagnosticados anualmente nos homens.[8] A American Cancer Society estima que 233 000 homens serão diagnosticados com cancro da próstata e 29 840 morrerão da doença este ano.[6] Cerca de 1 em cada 7 homens americanos será diagnosticado com cancro da próstata durante a sua vida e cerca de 1 em cada 36 morrerá da doença.[7]

Revisão da literatura

Factores de risco do cancro da próstata

Os factores de risco do cancro da próstata incluem a idade, a raça/etnia, os antecedentes familiares, o historial de atividade física, a obesidade, a alimentação e o tabagismo.

O cancro da próstata é, em grande parte, uma doença dos homens mais velhos, com uma idade média de diagnóstico de 66 anos e aproximadamente 6 em cada 10 casos ocorrendo em homens com 65 anos ou mais.

A raça é geralmente considerada como uma categorização sociopolítica e está vagamente correlacionada com a área de origem geográfica. O cancro da próstata é mais prevalente nos homens negros, afro-americanos e afro-caribenhos. Em 2012, os afro-americanos registaram uma incidência ajustada à idade 1,59 vezes superior à dos americanos brancos e taxas de mortalidade ajustadas à idade 2,39 vezes superiores às dos brancos.

A história familiar é também um fator de risco. Os estudos sugerem que dois parentes de 1st grau aumentam o risco de diagnóstico por um fator de 5 e 3 ou mais parentes de 1st grau aumentam o risco por 11 vezes.[9]

Foi demonstrado que factores como o tabagismo, o exercício físico, o peso e a dieta influenciam a progressão e a gravidade do cancro.

A associação entre o tabagismo e o cancro da próstata é complicada. Num estudo que envolveu 5366 doentes com cancro da próstata, Kenfield et al descobriram que os fumadores tinham uma taxa de mortalidade por cancro da próstata mais elevada do que os não fumadores (HR = 1,61; 95% CI = 1,11, 2,32).[10] Um segundo estudo não mostrou inicialmente uma correlação estatisticamente significativa entre o tabagismo e o diagnóstico de cancro da próstata, mas, com o refinamento dos dados, verificou-se que os fumadores mais pesados apresentavam um risco acrescido de cancro da próstata em comparação com os fumadores ligeiros (cigarros por dia ou por ano: RR = 1,22; IC 95% = 1,01, 1,46; anos de consumo de tabaco: RR = 1,11; IC 95% = 1,01, 1,22) e os fumadores actuais tinham um risco acrescido de cancro da próstata fatal em comparação com os não fumadores (RR = 1,14; IC 95% = 1,06, 1,19).[11] Os fumadores mais intensos tinham 1,24-1,3 vezes mais probabilidades de morrer de cancro do que os não fumadores. A correlação entre o tabagismo e o cancro da próstata que surgiu após a estratificação foi tão forte que mesmo os indivíduos que se qualificaram como ex-fumadores tinham um risco elevado (RR = 1,09; 95% CI = 1,02, 1,16) quando comparados com os não fumadores. Numa grande meta-análise de estudos de caso-controlo e prospectivos publicados entre 1966 e 2000, o tabagismo não parecia ser um fator de risco para o diagnóstico de cancro da próstata, mas era um fator de risco para a morte por cancro da próstata.

No que diz respeito ao exercício, a atividade física parece ter uma correlação com a agressividade do cancro. Estudos sugerem que os homens fisicamente activos tendem a ter um cancro da próstata menos agressivo. Pode tratar-se de um efeito de voluntariado saudável, em que aqueles que se preocupam com a saúde do exercício têm maior probabilidade de fazer o rastreio do cancro da próstata. O rastreio aumenta o risco de diagnóstico de cancro da próstata e, especificamente, o diagnóstico de cancro menos agressivo e mais indolente. Num estudo de coorte prospetivo, duas coortes de doentes com cancro da próstata de Seattle e do estado de Connecticut foram observadas durante 15 anos (1986-2001). A área de Seattle utilizou o rastreio de PSA de forma muito mais intensiva do que Connecticut no início da era do PSA (1987-90). Os dados mostraram que a coorte de Seattle tinha uma incidência significativamente maior de prostatectomia radical e radioterapia do que os seus homólogos de Connecticut (OR = 5,2, 95% C.I. = 3,22-8,42)[13] , apoiando claramente a noção de que o rastreio do PSA aumenta o risco de diagnóstico de CaP. No Health Professionals Follow-up Study, uma coorte de 47 620 profissionais de saúde dos EUA foi observada de 1986 a 2000.

Embora não tenha sido encontrada uma associação significativa entre a incidência e o exercício, verificou-se um menor risco de cancro da próstata avançado e de morte por cancro da próstata entre os homens com 65 anos ou mais que tinham um historial significativo de exercício (RR = .33, 95% C.I. = .17-.62 para a doença avançada) e (RR = .26, 95% C.I. = .11-.66 para a morte por cancro da próstata).[14]

A ingestão alimentar e os componentes da dieta, como a gordura, o colesterol, etc., têm demonstrado estar associados ao risco de cancro da próstata. Existem dados que sugerem que uma dieta rica em feijões, lentilhas, ervilhas, passas, tâmaras e outros frutos secos está associada a uma redução significativa do risco de desenvolvimento de cancro da próstata.[15] Relativamente aos componentes da dieta, existem provas que sugerem que a gordura está associada ao risco de cancro da próstata. Num estudo, uma maior ingestão de gordura foi associada a um aumento do risco de cancro da próstata (RR = 1,79, IC = 1,04-3,07; p = 0,06) após ajustamento para a idade e a ingestão de energia.[16] Num estudo transversal que envolveu 950 homens japoneses, verificou-se que, entre os que não tomavam estatinas, os indivíduos com níveis de triglicéridos superiores ou iguais a 150 mg/dL apresentavam um risco 66% superior de diagnóstico de cancro da próstata em comparação com os que apresentavam níveis inferiores (95% C.I. 1,21-2,29, p = .002).[17] Além disso, os investigadores descobriram uma correlação direta entre o aumento dos níveis de triglicéridos e o risco de cancro.

Outro componente da dieta, o colesterol, também pode estar correlacionado com o risco de cancro da próstata. Num estudo realizado por Murtola e colaboradores, foram cultivadas 3 linhas de células da próstata: células epiteliais normais da próstata, células cancerígenas da próstata e células imortalizadas da próstata. A administração de colesterol LDL resultou num aumento do número de células cancerígenas e numa ligeira diminuição do número de células epiteliais normais da próstata.[18] Num estudo separado, o risco de cancro da próstata, o colesterol sérico total e o colesterol HDL foram examinados e foi demonstrado que níveis elevados de colesterol total (ou seja, níveis superiores ou iguais a 240 mg/dl em oposição a níveis inferiores a 200) estavam associados a um risco global aumentado (HR = 1.22, 95% C.I. 1.03-1.44, p = .01), bem como a um risco acrescido de cancro da próstata avançado (HR = 1.85, 95% C.I. 1.13-3.03, p = .05), ao passo que um colesterol HDL mais elevado foi associado a uma diminuição do risco de cancro da próstata.[19] Num estudo de Mondul et al, impulsionado pela diminuição do risco de cancro observada entre os utilizadores de estatinas, que está associada a uma redução do colesterol, os investigadores concluíram que os indivíduos com níveis de colesterol mais baixos (<200 mg/dl) tinham menos probabilidades de desenvolver cancro avançado do que os indivíduos com colesterol elevado (maior ou igual a 240 mg/dl), com um RR = 0,68 (95% IC 0,4 - 1,18, p = 0,12).20

O cancro da próstata como uma doença provocada pelos androgénios

Há fortes indícios de que o CaP é uma doença causada por androgénios.

A investigação de Huggins e Hodges produziu as primeiras provas que demonstram que o cancro da próstata é uma doença sensível aos androgénios. Num estudo, oito doentes com cancro da próstata foram castrados e submetidos a medições dos níveis de fosfatase ácida antes e depois da castração. Um nível mais elevado de fosfatase ácida está correlacionado com a progressão do cancro da próstata. Após a castração, foram observadas quedas drásticas na atividade da fosfatase ácida, o que está correlacionado com a regressão do cancro da próstata.[21]

Num estudo posterior, Huggins e Hodges deram mais apoio à ligação entre a estimulação androgénica e a progressão do CaP. Neste estudo, os doentes, após a castração, foram injectados diariamente durante 2 semanas com 25 mg de testosterona e apresentaram um aumento da atividade da fosfatase ácida de 3 a 5 vezes a quantidade anterior.[21]

Embora o papel exato dos androgénios no desenvolvimento do cancro da próstata seja atualmente desconhecido, existem muitas provas que sugerem que se trata de um promotor do cancro da próstata. Isto é demonstrado num estudo de laboratório em que a injeção de iniciador de cancro seguida de estimulação androgénica prolongada resultou no desenvolvimento de PCa e na progressão do tumor nos ratos de laboratório.[22]

De facto, as células da próstata são tão dependentes dos androgénios que alguns estudos sugerem que algumas células da próstata produzem elas próprias alguns androgénios para complementar os níveis já disponíveis. Um estudo realizado por Dillard e colegas demonstrou que os cancros da próstata indiferenciados podem produzir androgénios a partir do colesterol, revelando um possível mecanismo subjacente à associação entre colesterol e risco de CaP.[23]

Um estudo de controlo de casos realizado por Hyde e colegas fornece provas adicionais de que a estimulação androgénica está ligada ao risco de cancro da próstata. Estes autores mostram uma associação positiva entre os níveis séricos de testosterona livre e o cancro da próstata incidente, de tal forma que cada desvio-padrão de aumento do nível de testosterona livre está correlacionado com um aumento de 9% do risco de cancro da próstata (95% C.I, 1-1,18). Os indivíduos que desenvolveram cancro da próstata tinham um nível médio de testosterona livre ligeiramente superior de 290 pmol/L (+/- 96 como S.D. para ambos os grupos), significativamente superior a 277 pmol/L para os indivíduos que não o desenvolveram (p = .043).[24]

Hoje em dia, sabemos que a próstata é um órgão dependente dos androgénios e que o cancro da próstata é uma doença dependente dos androgénios. Os biólogos celulares demonstraram a presença do recetor de androgénio na superfície externa das células benignas da próstata e das células cancerosas da próstata.

A fisiologia dos androgénios e as observações relativas à 5-alfa-redutase e à sua inibição apoiam igualmente a teoria segundo a qual uma estimulação androgénica prolongada provoca o cancro da próstata e uma estimulação androgénica reduzida prolongada previne o cancro da próstata.

Na fisiologia normal, a enzima 5-alfa-redutase converte a testosterona em dihidrotestosterona (DHT). Esta enzima encontra-se em níveis elevados nas células da próstata. A DHT é um androgénio muito mais potente do que a testosterona. A sua afinidade pelos receptores de androgénios é 8 a 10 vezes superior à da testosterona e 15 a 30 vezes superior à afinidade de outros androgénios.[25] A 5-alfa-redutase amplifica a estimulação androgénica da próstata.

Alguns estudos epidemiológicos apoiam a hipótese de que a estimulação androgénica prolongada provoca cancro da próstata. Num estudo populacional realizado por Ross e colegas, os japoneses foram utilizados como população de referência para comparação com os negros e os brancos. Os resultados do estudo mostraram que os negros apresentavam valores 31% mais elevados de glucuronido de 3α, *17β* androstanediol e 50% mais elevados de glucuronido de androsterona do que os japoneses, enquanto os brancos apresentavam valores 25% e 41% mais elevados, respetivamente.[26] Estas substâncias são índices da atividade da 5-alfa-redutase e os valores correlacionam-se com o risco de CaP dos negros, que é superior ao dos brancos, que, por sua vez, é superior ao dos japoneses. Os dados de um outro estudo populacional efectuado por Lookingbill et al., que compara uma população chinesa com uma população caucasiana, apoiam ainda mais a disparidade dos níveis de DHT entre asiáticos e outras raças, correlacionando-os com o risco de CaPa.

Evidências adicionais que apoiam a plausibilidade do papel integral da DHT na influência dos androgénios no risco e desenvolvimento do cancro da próstata podem ser encontradas no Prostate Cancer Prevention Trial, um estudo prospetivo, aleatório e controlado por placebo a longo prazo que envolveu mais de 18 000 homens com uma idade média de 62 anos no início do ensaio.

Os homens receberam o inibidor da 5-alfa-redutase finasterida ou um placebo de forma cega e foram submetidos a um rastreio anual do cancro da próstata. O estudo concluiu que a finasterida provocou uma redução de 25% do risco de cancro da próstata em cerca de sete anos de acompanhamento. Este estudo mostra que a redução da estimulação androgénica na próstata através da diminuição da conversão da testosterona em DHT, mais potente, reduziu a conversão de células normais da próstata em células cancerosas.

O facto de a atividade da 5-alfa-redutase estar estreitamente correlacionada com os riscos de CaP dá um forte apoio à ideia de que a 5-alfa-redutase desempenha um papel integral no aumento da estimulação androgénica correlacionada com o risco de CaP. Estes resultados foram reproduzidos no ensaio REDUCE utilizando o inibidor da 5-alfa-redutase dutasterida.[28]

A hipótese é que a exposição prolongada aos androgénios causa cancro da próstata e existem provas que apoiam esta afirmação. Os estudos que têm em conta a estimulação a longo prazo apoiam a hipótese. Em 2003, Parsons e colegas realizaram um estudo de coorte prospetivo que mediu os níveis hormonais de 794 membros do Baltimore Longitudinal Study of Aging de 1968 a 1998. Os resultados do estudo mostram que níveis elevados de testosterona livre a longo prazo superiores a 5,7 ng/mL foram associados a um risco acrescido de CaP (RR = 2,59, 95% C.I. = 1,28-5,29, p = 0,03).[29] Noutro estudo a longo prazo, os investigadores fizeram corresponder 222 casos com 390 controlos do Physicians' Health Study e utilizaram medições hormonais e da globulina de ligação às hormonas sexuais (SHBG) ao longo de 10 anos para mostrar uma forte correlação entre o aumento do risco de CaP e o aumento da testosterona livre após o ajuste simultâneo dos níveis de testosterona e SHBG (OR quartil 2 = 1,41, 3 = 1,98, 4 = 2,60, 95% CI = 1,34-5,02; p = 0,004).[30] Evidências como esta constituem um forte argumento para uma correlação entre a estimulação androgénica a longo prazo e o aumento do CaP.

Existem estudos bem concebidos que não sugerem uma associação significativa entre a concentração sérica de androgénios ou a estimulação androgénica e a carcinogénese da próstata. É o caso da meta-análise realizada por Roddam et al.[31] Rhoden e Morgentaler concluíram que a utilização de terapia de substituição de testosterona (TRT), durante 1 ano, em homens hipogonadais não resultou num aumento do risco de cancro da próstata.[32] Os resultados devem ser encarados com algum ceticismo, uma vez que existem limitações significativas. Os estudos incluídos na meta-análise tinham concentrações hormonais medidas apenas uma vez por sujeito e não havia um método padrão de medição entre eles. Outra limitação importante que a meta-análise partilhou com o estudo TRT é o período relativamente curto de um ano de exposição aos androgénios.

PSA e risco de cancro da próstata

A concentração de PSA é o foco desta investigação devido à sua correlação com o risco de cancro da próstata.

Chu e colegas descobriram o antigénio específico da próstata em 1979.[33] Este é sintetizado na próstata e passa para a corrente sanguínea. A secreção de PSA e o nível sérico de PSA aumentam com a estimulação androgénica. Os níveis de PSA também aumentam com o tamanho da próstata. O aumento do PSA também pode indicar a presença de cancro da próstata.

Parece que o risco de PCA aumenta com o aumento do PSA sérico. O PSA tem uma sensibilidade moderada e não é específico, mas uma proporção mais elevada da população com um nível de PSA sérico entre 4 e 10 tem cancro da próstata, em comparação com a população com um PSA entre 3 e 4. Uma proporção mais elevada das pessoas com um PSA entre 3 e 4 tem cancro da próstata em comparação com a população com níveis de PSA inferiores a 3.

Pode assumir-se logicamente que, se tanto os níveis elevados de androgénios como de PSA estão significativamente associados a um risco elevado de CaP, existe uma grande probabilidade de os androgénios elevados estarem também fortemente correlacionados com níveis elevados de PSA. Isto é sugerido por um estudo, no qual as leituras de PSA e testosterona obtidas de 8794 indivíduos revelaram uma correlação positiva entre o nível de androgénios e o PSA...[34] Um relatório de Suzuki dá mais apoio à ligação entre níveis elevados de PSA e androgénios. De 420 indivíduos com níveis de PSA < 10 ng/mL, os casos tinham níveis de testosterona significativamente superiores aos dos controlos (p=.0198).[34]

No entanto, existem provas que parecem contradizer a ligação entre a testosterona e o PSA. Existem estudos que sugerem que níveis baixos de testosterona estão correlacionados com cancros da próstata mais agressivos (cancros com pontuações de Gleason iguais ou superiores a 8).[35] No entanto, os dados destes estudos não são suficientes. Por um lado, em muitos dos estudos que apoiam uma correlação entre a estimulação androgénica e o PSA, as medições relatadas mostram uma forte significância estatística. Além disso, vários dos estudos clínicos produziram conclusões praticamente idênticas e muitos dos estudos epidemiológicos produziram ORs ou RRs semelhantes, indicando que estimam um efeito de dimensão semelhante.

Literatura sobre fitoestrogénios e risco de cancro da próstata

Tendo em conta os argumentos e provas anteriores que sustentam uma possível correlação entre os níveis de androgénios e o cancro da próstata, podemos agora concentrar-nos na possibilidade de uma associação entre os fitoestrogénios e o cancro da próstata.

Se houver uma correlação, a implicação é que o aumento da ingestão de fitoestrogénios pode ser defendido como parte de uma dieta saudável e de um estilo de vida orientado para a redução do risco de cancro da próstata, se os fitoestrogénios estiverem associados a um PSA mais baixo e a um menor risco de cancro da próstata.

Os fitoestrogénios, como o próprio nome indica, são compostos derivados de plantas que imitam a hormona sexual estrogénio devido às suas semelhanças estruturais. A fonte mais comum de fitoestrogénio na dieta é a soja. O estrogénio é estruturalmente semelhante aos androgénios. Como a sua administração diminui a produção de androgénios, os estrogénios são normalmente utilizados para reduzir o nível de androgénios no tratamento do cancro da próstata.

O principal efeito dos estrogénios no cancro da próstata resulta das suas interações com o hipotálamo. Quando o hipotálamo detecta níveis elevados de hormonas sexuais (androgénios ou estrogénios), diminui a secreção de GnRH, o que leva a uma diminuição da secreção de FSH pela hipófise. Isto, por sua vez, leva a uma diminuição da secreção de androgénios pelos testículos. Um possível mecanismo secundário para além da interação dos estrogénios com o eixo hipófise-hipotálamo é o facto de os estrogénios poderem ligar-se aos receptores de androgénios e, assim, atuar bloqueando os androgénios do recetor de androgénios.

Este estudo centra-se nos níveis de fitoestrogénios urinários em vez dos níveis séricos. Existe uma correlação elevada entre os dois níveis e as medições urinárias são frequentemente preferidas, uma vez que os níveis séricos são mais difíceis de obter.

A investigação sobre a possibilidade de uma ligação entre as duas variáveis (níveis de fitoestrogénios e níveis de PSA) teve resultados bastante variáveis. Por um lado, parece haver uma grande quantidade de provas que apontam para a possibilidade de uma associação inversa entre os níveis de fitoestrogénios e o risco de cancro da próstata e/ou PSA. Num estudo realizado numa coorte de homens japoneses, verificou-se novamente que os fitoestrogénios parecem ter um efeito protetor contra o cancro da próstata.

Os fitoestrogénios genisteína, daidzeína e equol apresentaram ORs de 0,38 (IC 95%, .13-1,13), .41 (.15-1,11) e .34 (.11-1,1) respetivamente,[36] para além de possivelmente afectarem o risco de desenvolvimento de cancro, os fitoestrogénios têm aparentemente significado na medição do PSA mesmo após o desenvolvimento de CaP.

Um estudo clínico realizado em 2003 com 29 doentes com cancro da próstata sugeriu que os fitoestrogénios diminuem significativamente o nível de PSA no soro. No estudo, os controlos foram alimentados com uma dieta composta por pão de trigo normal, enquanto os do grupo experimental receberam pão composto por grãos de soja. Após o ensaio, os elementos do grupo experimental registaram, em média, uma diminuição de 12,7% na concentração de PSA, enquanto o grupo de controlo registou um aumento de 40% (p = 0,02).[37] É de notar que um composto pode ser quimiopreventivo e não necessariamente quimioterapêutico. É o caso da 5-alfa-redutase. Existem bons estudos que demonstram que os fitoestrogénios não são um tratamento para o cancro da próstata.

Por outro lado, existem alguns dados que sugerem que os níveis de fitoestrogénios não reduzem o risco de cancro da próstata. Numa meta-análise realizada por Roddam, os dados relativos às hormonas sexuais de 18 estudos de coorte prospectivos sugerem que as concentrações séricas de estradiol não têm qualquer efeito sobre o risco de desenvolver cancro da próstata.[38] Este resultado foi reproduzido no estudo prospetivo realizado por Gann et al.[10]

Mais relevante para a questão de investigação em causa, existem dados que contestam a existência de uma associação entre os fitoestrogénios e os níveis de PSA. Um estudo sugeriu que uma dieta rica em fitoestrogénios não tinha qualquer efeito sobre os níveis de PSA, livre ou total.[39]

Esta variação nas conclusões relativas à associação dos fitoestrogénios com os níveis de PSA e o risco de CaP salienta o facto de ser necessária mais investigação neste domínio específico. Este estudo abordará esta preocupação, bem como a possível confusão que pode surgir devido à associação entre a ingestão elevada de fitoestrogénios e uma dieta saudável.

Métodos

Hipótese: A hipótese deste trabalho é que níveis elevados de fitoestrogénios no soro podem estar correlacionados com uma menor estimulação androgénica e níveis mais baixos de PSA.

Amostra e população de estudo: A conceção do estudo para esta investigação é um estudo observacional e transversal, utilizando dados do National Health and Nutrition Examination Survey (NHANES). Os Centros de Controlo e Prevenção de Doenças realizam anualmente o NHANES como forma de fornecer informações precisas e representativas sobre as condições de saúde e o estado da população dos EUA. Para conseguir a produção deste diagrama, o NHANES utiliza uma amostragem complexa para garantir que os seus sujeitos são escolhidos aleatoriamente e representam com exatidão a demografia dos EUA. Além disso, para conseguir essa representação, combina entrevistas/questionários com exames físicos e laboratoriais. Os dados para o estudo foram obtidos a partir do conjunto de dados NHANES de 2009-2010. A amostra analisada resultou da restrição do foco do estudo a homens com 40 anos ou mais e, subsequentemente, da exclusão de quaisquer indivíduos sem leituras de fitoestrogénios.

Exclusões: A primeira exclusão foi a de todos os participantes do sexo feminino, o que resultou na redução do número total de participantes de 10537 para 5225. A exclusão seguinte foi a de qualquer participante com menos de 40 anos, uma vez que o NHANES não dispõe de dados de PSA para homens nessa categoria, limitando o número total de participantes de 5225 para 2026. A exclusão 3rd removeu todos os participantes com dados em falta para qualquer um dos 6 fitoestrogénios em análise, diminuindo ainda mais o número de participantes de 2026 para 676.

Medidas do estudo -

Variáveis independentes: As variáveis independentes primárias sob investigação eram contínuas. Foram os níveis urinários de fitoestrogénios daidzeína (URXDAZ), equol (URXEQU), genisteína (URXGEN), enterodiol (URXETD), enterolactona (URXETL) e O-Desmetilangolensina ou o-DMA (URXDMA), todos em ng/dl. Todas as variáveis independentes são contínuas.

Variável dependente: O antigénio específico da próstata (PSA), um biomarcador que pode indicar o estado da próstata, diagnosticar o cancro da próstata em condições benignas e indicar a progressão do cancro da próstata. Foi medido em ng/mL. **Covariáveis:** As covariáveis incluíram: Colesterol HDL, colesterol LDL, colesterol total e níveis de triglicéridos, todos em mg/dl. Foram incluídos cinco grupos étnicos/raciais: brancos não-hispânicos, negros não-hispânicos, mexicanos americanos, outros hispânicos e outras raças, incluindo multirraciais; idade e PIR (rácio pobreza-rendimento), uma medida da situação económica do participante, e o nível de escolaridade que o participante atingiu.

Análise estatística: Foi efectuada uma análise de correlações entre o PSA e os fitoestrogénios, entre o PSA e as covariáveis, entre cada um dos fitoestrogénios e entre cada uma das covariáveis. Foi então realizada uma análise bivariada para determinar se existia uma relação empírica entre o PSA e cada um dos fitoestrogénios. Além disso, foi efectuado um segundo conjunto de análises bivariadas para determinar se existia alguma associação entre o PSA e cada uma das covariáveis. Todas as variáveis contínuas foram categorizadas para análise de tabela cruzada em ambos os conjuntos e a significância foi determinada a partir dos valores de p do Qui-Quadrado de Pearson. Todas as covariáveis que apresentaram um valor de $p < 0,35$ na análise bivariada (ou seja, idade, HDL, colesterol total e raça/etnia) e uma correlação significativa com o PSA foram introduzidas em modelos de regressão linear multivariada. A regressão linear multivariada foi realizada em mais de 30 cenários e os 6 modelos produzidos e contendo um único fitoestrogénio foram selecionados para análise e discussão no estudo. Além disso, os dados foram analisados utilizando o SAS versão 9.2 e o SPSS Statistics 21. Especificamente, foi utilizado o programa de amostragem complexa do SPSS com os pesos dos exames da CME de 2 anos para os participantes fornecidos pelo NHANES (wtmecyr2) e o conjunto de dados foi ordenado por estratos (smdvstra) e subconjuntos através de unidades primárias de amostragem (smdvpsu).

Resultados

Os níveis médios de fitoestrogénios entre os homens dos EUA foram os seguintes: equol: 36,8611 ng/dl, genisteína: 199,5041 ng/dl, o-DMA: 70,8237 ng/dl, enterodiol: 218,6476, enterolactona: 1101,0899 ng/dl, daizdeína: 70,8237 ng/dl. O nível médio de PSA para os homens dos EUA foi de 1,6519 ng/dl. A análise bivariada e multivariada através de regressão linear revelou que não existe uma associação significativa entre os níveis de PSA e qualquer um dos níveis de fitoestrogénios, mesmo após o controlo de qualquer uma das covariáveis. Também não se registou uma associação significativa entre o PSA e qualquer uma das covariáveis. Existiram correlações altamente significativas entre os fitoestrogénios genisteína e daizden ($R^2 = .935$, $p < .000$), O-DMA ($R^2 = .177$, $p < .000$), e equol ($R^2 = .197$, $p < .000$), enterolactona e enterodiol ($R^2 = .423$, $p < .000$), equol e daizden ($R^2 = .17$, $p < .000$) e O-DMA ($R^2 = .158$, $p < .000$), e daizden e O- DMA ($R^2 = .377$, $p < .000$). Algumas correlações altamente significativas entre as covariáveis incluem: HDL e triglicérides ($R^2 =- .147$, $p = .007$), LDL (.307, $p < .000$), e colesterol total ($R^2 = .474$, $p < .000$), triglicérides e colesterol total ($R^2 = .457$, $p < .000$), e LDL e colesterol total ($R^2 = .775$, $p < .000$). As únicas variáveis significativamente correlacionadas com o PSA foram o HDL ($R^2 = .118$, $p = .002$), a idade ($R^2 = .212$, $p < .000$), a raça/etnia ($R^2 = .079$, $p = .04$) e o colesterol total ($R^2 = .076$, $p < .049$). No que diz respeito à análise bivariada e multivariada, mesmo depois de controlar as covariáveis, nenhum dos fitoestrogénios apresentou associações significativas com o PSA.

Discussão

Parece que a quantidade de consumo de fitoestrogénios, reflectida pelas concentrações urinárias, não teve um efeito apreciável nos níveis de PSA dos indivíduos do estudo, na análise não ajustada e mesmo após o ajuste para as covariáveis, refutando a hipótese, devido à falta de associação. Também parece não haver associação entre o colesterol total e o LDL, ao contrário de estudos anteriores.

O estudo tem vários pontos fortes e várias limitações. Os pontos fortes incluem a análise de associações e correlações entre a variável dependente e as variáveis independentes e covariáveis, mas também as próprias variáveis independentes e entre as variáveis independentes e as covariáveis. Esta abordagem exaustiva foi utilizada para garantir que as medidas de associação utilizadas eram válidas e precisas, permitindo a comparação dos resultados obtidos com factos já estabelecidos na literatura científica. Por exemplo, a alta correlação entre LDL e colesterol total (R^2 = .766) e as altas correlações entre vários fitoestrogénios reflectem a estreita associação entre as variáveis na biologia que já foi estabelecida. Outro ponto forte deste estudo foi o seu rigor metodológico, como se pode ver pela análise da correlação combinada com a análise bivariada e multivariada para tentar fornecer uma imagem clara de qualquer associação possível. O facto de a colinearidade ter sido cuidadosamente tida em conta através da criação e teste de numerosos modelos na regressão linear para ajudar ainda mais na tentativa de criar uma imagem precisa das possíveis associações é também um ponto forte deste estudo. As limitações deste estudo foram, no entanto, significativas. A principal limitação resultou da curta duração do estudo, associada a uma quantidade significativa de dados em falta. Embora se possa argumentar que 2 anos podem ser suficientes como um período de "longo prazo" para a exposição a fitoestrogénios, parece altamente plausível que tenha sido necessário um período de tempo mais longo para que este estudo fornecesse verdadeiramente uma avaliação exacta da associação entre a exposição a fitoestrogénios e os níveis de PSA, devido apenas à grande quantidade de dados em falta no conjunto de dados do NHANES. Muitos dos dados em falta levaram a que uma quantidade significativa de participantes fosse excluída da análise. Por exemplo, está estabelecido que os homens afro-americanos têm um risco significativamente maior de CaP. No entanto, na análise, a raça está fracamente associada aos níveis de PSA, o que sugere um viés de seleção no estudo. Um apoio adicional ao viés de seleção no estudo inclui o facto de haver colinearidade entre covariáveis que normalmente não apresentam correlação entre si. A idade, por exemplo, estava fortemente correlacionada com a raça/etnia (R^2 = .132, p = .001). Grandes quantidades de valores em falta nas categorias de triglicéridos, alguns dos fitoestrogénios e LDL também resultaram em muita exclusão e, sem dúvida, podem ter atenuado as associações que estas variáveis têm com o PSA como variáveis independentes e covariáveis.

No futuro, poder-se-ia dar um contributo importante para o domínio científico do CaP através da análise e melhoria deste estudo. Através da realização de um grande estudo de coorte prospetivo a longo prazo, de um estudo de caso-controlo ou de um ensaio clínico prospetivo aleatório de intervenção sobre o aumento da ingestão de fitoestrogénios na dieta versus uma dieta normal, seria possível abordar e minimizar uma maior quantidade de factores de confusão. A questão dos dados em falta precisaria definitivamente de ser abordada para ser melhorada, bem como a seleção de um conjunto mais alargado de participantes para ter em conta os dados em falta, mantendo a qualidade representativa.

Os resultados deste estudo, face a provas tão fortes[4,5] que apoiam a hipótese, para além da base biológica e do possível mecanismo estabelecido por detrás da atividade dos fitoestrogénios, apenas indicam que é necessária mais investigação.

Referências

1. Brawley, O.W.; Ford, L.G.; Thompson, I; Perlman, J.A.; Kramer, B.S. 5-Alpha-reductase inhibition and prostate cancer prevention. Cancer Epidemiol Biomarkers Prev. 1994 Mar; 3:177-82.

2. Noble, R. L. The development of prostatic adenocarcinoma in NB rats following prolonged sex hormone administration (O desenvolvimento de adenocarcinoma prostático em ratos NB após administração prolongada de hormonas sexuais). Cancer Res., 1125-1139, 1959

3. Thompson IM, Ankerst DP, Chi C, Goodman PJ, Tangen CM, Lucia MS, Feng Z, Parnes HL, Coltman Jr CA 2006 Assessing prostate cancer risk: results from the Prostate Cancer Prevention Trial. Jornal Nacional do Cancro 98:529-534

4. Ozasa K, Nakao M, Watanabe Y, Hayashi K, Miki T, Mikami K, Mori M, Sakauchi F, Washio M, Ito Y, Suzuki K, Wakai K, Tamakoshi A, para o Grupo de Estudo JACC. "Serum phytoestrogens and prostate cancer risk in a nested case-control study among Japanese men" [Fitoestrogénios séricos e risco de cancro da próstata num estudo de caso-controlo aninhado entre homens japoneses]. Cancer Sci. 2004; 95: 65-71.

5. Dalais FS, Meliala A, Wattanapenpaiboon N, Frydenberg M, Suter DA, Thomson WK, Wahlqvist ML. Efeitos de uma dieta rica em fitoestrogénios no

antigénio específico da próstata e nas hormonas sexuais em homens diagnosticados com cancro da próstata. Urology 2004; 64: 510-5.

6. Cancer Facts and Figures 2012 [Factos e números sobre o cancro 2012]. Atlanta, GA: Sociedade Americana do Cancro, 2012. http://www.cancer.org/acs/groups/content/@epidemiologysurveilance/documents/document/acsp c-031941.pdf.

7. Cancer Facts and Figures 2014 (Factos e números sobre o cancro 2014). Atlanta, GA: Sociedade Americana do Cancro, 2014. http://www.cancer.org/acs/groups/content/@research/documents/webcontent/acspc-042151.pdf.

8. SEER Stat Fact Sheets: Cancro da próstata. Washington D.C.: Instituto Nacional do Cancro, 2013. http://seer.cancer.gov/statfacts/html/prost.html

9. Steinberg, G. D., Carter, B. S., Beaty, T. H., Childs, B. e Walsh, P. C. Family history and the risk of prostate cancer. The Prostate (1990), 17: 337-347. doi: 10.1002/pros.2990170409.

10. Kenfield, S.A.; Stampfer, M.J.; Chan, J.M.; Giovannucci, E. "Smoking and Prostate Cancer Survival and Recurrence" JAMA. 2011; 305(24): 2548- 2555.

doi:10.1001/jama.2011.879.

11. Huncharek, M; Haddock, K.S.; Reid, R; Kupelnick, B. "Smoking as a Risk Fator for Prostate Cancer: A Meta-Analysis of 24 Prospective Cohort Studies" Am J Public Health. 2010 abril; 100(4): 693-701. doi: 0.2105/AJPH.2008.150508 PMCID: PMC2836346

12. Hickey K, Do KA, Green A. Smoking and prostate cancer (Fumar e cancro da próstata). Epidemiol Rev 2001;23:115-25.

13. Lu-Yao G, Albertsen PC, Stanford JL, et al. Rastreio, tratamento e mortalidade por cancro da próstata na área de Seattle e Connecticut: quinze anos de acompanhamento. Journal of Gen. Intern Med. 2008; 23: 1809-1814.

14. Giovannucci EL, Liu Y, Leitzmann MF, et al: A prospective study of physical activity and incident and fatal prostate cancer (Estudo prospetivo da atividade física e do cancro da próstata incidente e fatal). Arch Intern Med 2005 165:1005-1010.

15. Mills PK, Beeson WL, Phillips RL, Fraser GE (1989) Cohort study of diet, lifestyle, and prostate cancer in Adventist men. Cancer 64: 598-604.

16. Hsing AW, et al. Diet, tobacco use, and fatal prostate cancer: results from the Lutheran Brotherhood Cohort Study. Cancer Res. 1990;50(21):6836-40.

17. Hayashi N., Matsushima M., Yamamoto T., Sasaki H., Takahashi H. & Egawa S.

(2012) O impacto da hipertrigliceridemia no desenvolvimento do cancro da próstata em pacientes com idade >/=60 anos. BJU International 109, 515- 519.

18. Murtola TJ, Syvala H, Pennanen P, Blauer M, Solakivi T, et al. A Importância do LDL e do Metabolismo do Colesterol para o Crescimento das Células Epiteliais da Próstata. PLoS ONE 2012; 7(6): e39445. doi:10.1371/journal.pone.0039445

19. Mondul AM, Weinstein SJ, Virtamo J, Albanes D: Colesterol sérico total e HDL e risco de cancro da próstata. Canc Causes Contr 2011, 22:1545-1552.

20. Mondul AM, Clipp SL, Helzlsouer KJ, Platz EA. Associação entre a concentração de colesterol total no plasma e o cancro da próstata incidente na coorte CLUE II. Cancer Causes Control 2010; 21:61-8.

21. Huggins C, Hodges CV. Estudos sobre o cancro da próstata. I. O efeito da castração, do estrogénio e da injeção de androgénio nas fosfatases séricas no carcinoma metastático da próstata. Cancer Res 1941;1:293-297

22. Bosland MC, Mahmoud AM. Hormonas e carcinogénese da próstata: Androgénios e estrogénios. J Carcinog 2011;10:33

23. Dillard PR, Lin MF, Khan SA. As células de cancro da próstata independentes de androgénio adquirem o potencial esteroidogénico completo de sintetizar testosterona a partir do colesterol. Mol Cell Endocrinol 2008;295:115-20.

24. Hyde, Zoë; Flicker, Leon; , McCaul, Kieran A; Almeida, Osvaldo P; Hankey, Graeme J; S. A. Paul Chubb, Bu B. "Associations between testosterone levels and incident prostate, lung, and colorectal cancer. Um estudo de base populacional". Yeap Cancer Epidemiol Biomarkers Prev. 2012 agosto; 21(8): 1319-1329. Publicado online em 24 de julho de 2012. doi: 10.1158/1055- 9965.EPI-12- 0129

25. Hemat, R.A.S. Principles of Orthomolecularism (Nova Iorque: Orotext, 2004), 426.

26. Ross RK, Bernstein LA, Lobo RA, et al. 5-Alpha-reductase activity and risk of prostate cancer among Japanese and US white and black men. Lancet 1992;339:887-9.

27. Lookingbill, D. P., Demers, L. M., Wang, C., Leung, A., Rittmaster, R.S., & Santen, R.J. "Clinical and biochemical parameters of androgen action in normal healthy caucasian versus Chinese subjects". J. Clinical Endocninol. Metabolism 1991; 72:122-1248.

28. Andriole GL, Bostwick DG, Brawley OW, et al. Grupo de Estudo REDUCE. Effect of dutasteride on the risk of prostate cancer (Efeito da dutasterida no risco de cancro da próstata). N Engl J Med. 2010;362(13):1192- 1202.

29. Parsons JK, Carter HB, Platz EA, Wright EJ, Landis P, et al. Serum testosterone and the risk of prostate cancer: potential implications for testosterone therapy.

Cancer Epidemiol Biomarkers Prev. 2005;14:2257- 60. doi: 10.1158/1055-9965.EPI-04-0715

30. Gann PH, Hennekens CH, Ma J, Longcope C, Stampfer MJ. "Estudo prospetivo dos níveis de hormonas sexuais e risco de cancro da próstata". J Natl Cancer Inst. 1996; 88:1118-1126.

31. Roddam A, Allen N, Appleby P e Key T. "Endogenous sex hormones and prostate cancer: a collaborative analysis of 18 prospective studies" (Hormonas sexuais endógenas e cancro da próstata: uma análise conjunta de 18 estudos prospectivos). Jornal do Instituto Nacional do Cancro, 2008; 100: 170-183. (doi:10.1093/jnci/ djm323)

32. Rhoden, E.L.; Morgentaler, A. "Testosterone replacement therapy in hypogonadal men at high risk for prostate cancer: results of 1 year of treatment in men with prostatic intraepithelial neoplasia". J Urol. 2003 Dec.; 170(6.1): 2348-2351 doi:10.1097/01.ju.0000091104.71869.8e

33. O homem por detrás do teste PSA. Buffalo, NY: Roswell Park Cancer Institute. https://www.roswellpark.org/cancer/prostate/about/history-psa.

34. Bankhead, Charles. "AUA: Testosterona e PSA entrelaçados no risco de cancro da próstata". MedPage Today.

http://www.medpagetoday.com/MeetingCoverage/AUA/5774. (Última modificação em 25 de maio de 2007)

35. Hoffman M.A., DeWolf W.C., Morgentaler A. "Is low serum free testosterone a marker for high grade prostate cancer?" Journal of Urology, março de 2000; 163(3):824-827.

36. Ozasa K, Nakao M, Watanabe Y, Hayashi K, Miki T, Mikami K, Mori M, Sakauchi F, Washio M, Ito Y, Suzuki K, Wakai K, Tamakoshi A, para o Grupo de Estudo JACC. Serum phytoestrogens and prostate cancer risk in a nested case-control study among Japanese men. Cancer Sci. 2004; 95: 65-71.

37. Dalais FS, Meliala A, Wattanapenpaiboon N, Frydenberg M, Suter DA, et al. (2004) Effects of a diet rich in phytoestrogens on prostate-specific antigen and sex hormones in men diagnosed with prostate cancer. Urology 64: 510-515.

38. Roddam AW, Allen NE, Appleby P, Key TJ. Endogenous sex hormones and prostate cancer: a collaborative analysis of 18 prospective studies. J Natl Cancer Inst. 2008;14:170-183. doi: 10.1093/jnci/djm323.

39. Jenkins DJ, Kendall CW, D'Costa MA, Jackson CJ, Vidgen E, Singer W, Silverman JA, Koumbridis G, Honey J, Rao AV, Fleshner N, Klotz L. Consumo de soja e fitoestrogénios: efeito sobre o antigénio específico da próstata no soro quando os lípidos no sangue e a lipoproteína de baixa densidade oxidada são reduzidos em

homens hiperlipidémicos. J Urol. 2003; 169: 507-511.

Quadro I Análise bivariada da associação entre os níveis de PSA e os fitoestrogénios

Independent Variable		Daidzein (URXDAZ)		o-DMA (URXDMA)		Equol (URXEQU)		Genistein (URXGEN)		Enterodiol (URXETD)		Enterolactone (URXETL)	
Mean (S.D.)	p-value[a]	406.973 (1704.209)	.893	52.209 (235.876)	.168	52.498 (449.697)	.801	212.791 (979.058)	.891	195.123 (1141.462)	.620	883.564 (2374.282)	.478

[a] Os valores de p na análise bivariada foram obtidos a partir dos valores do Qui-Quadrado de Pearson. Todos os valores de p no estudo são significativos ao nível de 0,05.

Quadro II Regressão linear multivariada das associações entre os níveis de PSA e as covariáveis

Independent Variable	*n*	PSA		Independent Variable	*n*	PSA		Independent Variable	*n*	PSA	
		%[b]/Mean (S.D.)	*p*-value			%/Mean (S.D.)	*p*-value			%/Mean (S.D.)	*p*-value
Age			<.000	**Cotinine**			.092	**Total Cholesterol**	--	**189.0074 (59.712)**	**.002**
Less than or equal to 66	**456**	**67.5**		Smoker	**492**	**72.8**					
Greater than 66	**220**	**32.5**		Non-Smokers	**184**	**27.2**					
Race/Ethnicity			**.381**	**Education**			**.298**	**PIR**[c]			**.340**
Mexican-American	**113**	**16.7**		Less than 9th grade	**75**	**11.1**		1	**108**	**16.0**	
Other Hispanic	**66**	**9.8**		9-11th	**103**	**15.2**		2	**165**	**24.4**	
Non-Hispanic White	**330**	**48.8**		High School grad (or GED)	**180**	**26.6**		3	**100**	**14.8**	
Non-Hispanic Black	**133**	**19.7**		Some College	**176**	**26.0**		4	**75**	**11.1**	
Other/Multiracial	**34**	**5.0**		College Graduate or above	**130**	**19.2**		5	**175**	**25.9**	
				Don't Know	**2**	**.3**					
LDL	--	**110.4350 (45.228)**	**.312**	**Triglyceride**	--	**134.9426 (100.682)**	**.105**	**HDL**	--	**46.9601 (19.4659)**	**.130**

[b] % de todos os participantes. [c] Rácio pobreza-rendimento

Tabela III Regressão linear multivariada das associações entre os níveis de PSA e as variáveis independentes

Independent Variable	**Model 1 (R^2=.000)**		**Model 2 (R^2=.000)**		**Model 3 (R^2=.002)**		**Model 4 (R^2=.001)**		**Model 5 (R^2=.000)**		**Model 6 (R^2=.000)**	
	β[d] (S.E.)	*p*-value	β (S.E.)	*p*-value	β (S.E.)	*p*-value	β (S.E.)	*p*-value	β (S.E.)	*p*-value	β (S.E.)	*p*-value
URXDAZ	-4.178×10^{-6} (.0)	.930	--	--	--	--	--	--	--	--	--	--
URXDMA	--		-5.145×10^{-5} (.0)	.882	--	--	--	--	--	--	--	--
URXEQU	--		--	--	.000	.263						
URXETD	--		--	--	--	--	-6.914×10^{-5} (.0)	.333	--	--	--	--
URXETL	--		--	--	--	--	--	--	-9.119×10^{-6} (.0)	.791	--	--
URXGEN	--		--	--	--	--	--	--	--	--	3.031×10^{-5} (.0)	.716
Age	--		--	--	--	--	--	--	--	--	--	--
Race/Ethnicity	--		--	--	--	--	--	--	--	--	--	--
HDL	--		--	--	--	--	--	--	--	--	--	--
Total Cholesterol	--		--	--	--	--	--	--	--	--	--	--

[d] β = coeficiente não padronizado; E.S. = erro padrão.

Tabela III Regressão linear multivariada das associações entre os níveis de PSA e as variáveis independentes (cont.)

Independent Variable	Model 7 (R^2 = .07)		Model 8 (R^2=.006)		Model 9 (R^2=.002)		Model 10 (R^2 = .067)		Model 11 (R^2 = .063)		Model 12 (R^2 = .062)	
	β (S.E.)	*p*-value	β (S.E.)	*p*-value	β (S.E.)	*p*-value	β (S.E.)	*p*-value	β (S.E.)	*p*-value	β (S.E.)	*p*-value
URXDAZ	0.00	.464	0.00	.232	--	--	--	--	--	--	--	--
URXDMA	0.00	.807	0.00	.651	--	--	--	--	--	--	--	--
URXEQU	0.00	.348	0.00	.337	--	--	--	--	--	--	--	--
URXETD	-8.124×10^{-5} (.000)	.290	7.905×10^{-5} (.000)	.318	-6.932×10^{-5} (.000)	.332	-9.504×10^{-5} (.000)	.171	-9.181×10^{-5} (.000)	.187	-9.564×10^{-5} (.000)	.169
URXETL	-2.00×10^{-5} (.0)	.591	6.288×10^{-6} (.0)	.869	--	--	--	--	--	--	--	--
URXGEN	0.00	.448	0.00	.230	3.117×10^{-5} (.000)	.708	3.006×10^{-5} (.000)	.711	2.492×10^{-5} (.000)	.759	3.61×10^{-5} (.000)	.656
Age	.037 (.007)	<.000	--	--	--	--	.037 (.007)	.221	.039 (.007)	<.000	.035 (.006)	<.000
Race/Ethnicity	.09 (.075)	.232	--	--	--	--	.089 (.075)	.045	.104 (.075)	.163	.081 (.075)	.284
HDL	. 008 (.005)	.09	--	--	--	--	.008 (.005)	.071	--	--	.012 (.004)	.003
Total Cholesterol	.003 (.002)	.062	--	--	--	--	.003 (.002)	.082	.004 (.001)	.002	--	--

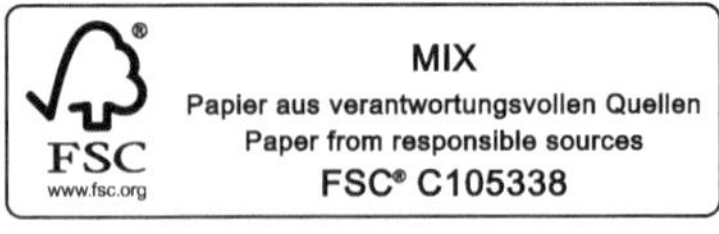

Printed by Books on Demand GmbH, Norderstedt / Germany